CONTRIBUTION A L'ÉTUDE

DE LA

FIÈVRE INTERMITTENTE

CHEZ L'ENFANT

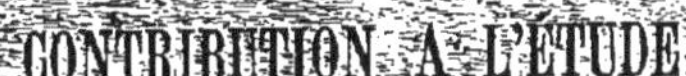

PAR

Charles CANTETEAU

DOCTEUR EN MÉDECINE DE LA FACULTÉ DE PARIS

Ex-interne aliéniste (Asile Saint-Jacques, Loire-Inférieure)

Ex-interne des Hôpitaux de Nantes

Lauréat de l'École de Médecine de cette ville (1er prix, concours de 1875-76)

Membre de la Société de biologie de la Loire-Inférieure

PARIS

ALPHONSE DERENNE

52, Boulevard Saint-Michel, 52

1880

PARIS

ALPHONSE DERENNE

52, Boulevard Saint-Michel, 52

1880

CONTRIBUTION A L'ÉTUDE

DE LA

FIÈVRE INTERMITTENTE

CHEZ L'ENFANT

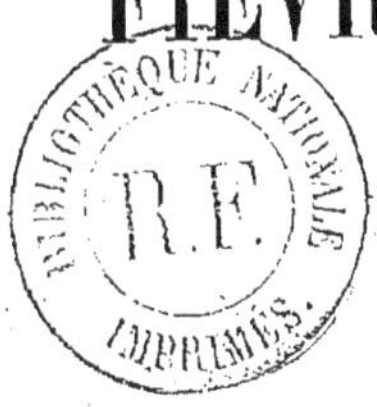

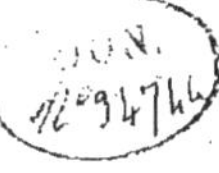

PAR

Charles CANTETEAU

DOCTEUR EN MÉDECINE DE LA FACULTÉ DE PARIS

Ex-interne aliéniste (Asile Saint-Jacques, Loire-Inférieure)

Ex-interne des Hôpitaux de Nantes

Lauréat de l'École de Médecine de cette ville (1er prix, concours de 1875-76)

Membre de la Société de biologie de la Loire-Inférieure

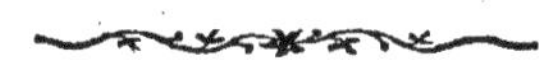

PARIS

ALPHONSE DERENNE

52, Boulevard Saint-Michel, 52

1880

A LA MÉMOIRE DE MON PÈRE

A MA MÈRE

A MES SOEURS

A MON ONCLE, A MES TANTES

A MES BEAUX-FRÈRES

A MES PARENTS

A MES AMIS

FIÈVRE INTERMITTENTE

CHEZ L'ENFANT

INTRODUCTION

En suivant le service de M. le docteur Bergeron, à l'hôpital Sainte-Eugénie, nous avons eu l'occasion d'observer plusieurs cas de fièvre intermittente chez les enfants. Notre attention a été d'abord attirée sur ce fait, que cette affection présente à cette époque de la vie de nombreuses particularités, qui la font différer sensiblement de la même maladie observée chez l'adulte. « Ces particularités sont même assez marquées, dit West (*Leçons sur les maladies des enfants*), pour rendre son diagnostic obscur, la faire passer complètement inaperçue, ou confondre avec une autre maladie. »

Une chose nous a frappé en outre, c'est la facilité avec laquelle survenaient certaines complications chez les malades soumis à l'intoxication paludéenne, et le caractère de gravité qu'elles revêtaient pour la plupart.

Ces considérations, jointes à l'excellent résultat que donnait la médication arsénicale, employée dans presque tous les cas comme méthode générale de thérapeutique, nous ont déterminé à faire de la fièvre intermittente chez l'enfant le sujet de notre thèse inaugurale.

Notre intention n'est point de faire ici une histoire complète de cette maladie. Nous laisserons ce soin à d'autres plus autorisés que nous ; nous nous contenterons seulement d'en esquisser les principaux traits, en appuyant sur quelques points qui nous ont particulièrement semblé dignes d'intérêt.

Nous n'irons pas plus loin sans prier MM. Blé et Rivet, internes à l'hôpital Saint-Antoine, d'accepter ici tous nos remercîments pour leurs bons conseils, et l'obligeance avec laquelle ils ont mis à notre disposition les observations dont ils pouvaient disposer.

CHAPITRE I

Parmi les auteurs qui se sont occupés de la fièvre intermittente, bien peu ont abordé l'étude de cette question
chez l'enfant, et il faut venir jusqu'à une époque assez
voisine de la nôtre, pour en trouver une description un
peu détaillée.

La plupart se bornent à signaler en passant son existence possible, et à dire que ses symptômes dans le bas
âge sont un gros ventre et une grosse rate. Ce dernier phénomène avait surtout frappé Sydenham (traduct. de Jaud),
qui attachait une grande valeur pronostique à son apparition.

« Il n'y a, dit-il, aucune espérance de délivrer les enfants jusqu'à ce que la région de l'abdomen, surtout vers
la rate, commence à se tuméfier et à se durcir ; car, à
mesure que ce symptôme vient, la fièvre s'en va, et il n'est
pas de meilleur signe pour connaître qu'elle finira bientôt. »
Nepple (*Essai sur les fièvres intermittentes et rémittentes*)
reconnaît l'exactitude du fait, mais il n'en tire pas un
augure aussi favorable. Il a vu la fièvre persister avec
l'enflure du ventre et la tuméfaction de la rate, et assez
souvent les malades ont succombé. Les considérations des
auteurs se réduisent à des observations de ce genre, mais

personne ne décrit les symptômes de l'accès, et ne songe même à en parler.

Bouchut, le premier, en 1845, dans la première édition de son livre sur les maladies des enfants, appelle l'attention sur ce point de pathologie et en donne une description. A partir de cette époque, les travaux se multiplient ; Burdel publie un livre sur la fièvre intermittente en Sologne (Burdel, *Recherches sur les fièvres intermittentes en Sologne*), où il parle de cette affection dans l'enfance.

Ebrard dans l'*Union Médicale* (*Union Médicale* janvier et octobre 1848) s'attache à faire une peinture exacte de ses symptômes et de ses caractères. En même temps, des faits nouveaux s'ajoutent à son histoire. Alexandre (de Sparte) donne une relation d'une épidémie de fièvre intermittente pernicieuse observée par lui chez les enfants. Sémanas à son tour, s'occupe de la fièvre pernicieuse chez les enfants à la mamelle (Sémanas 1848). Guiet publie un cas de ce genre dans la *Gazette Médicale* de Paris (août 1850). D'autres comme Frank, Aubisnis, s'occupent de la transmission du miasme paludéen de la mère au nouveauné, et en citent des exemples (*Gazette Médicale* 1851). A tous ces faits s'ajoutent les observations d'auteurs étrangers : Playfair, Dukeck, Steiner. Luc revient sur le sujet, en 1865, et publie dans le *Courrier Médical* une note sur la transmission possible de la diathèse paludéenne par l'allaitement. Bouchut dans une nouvelle édition traite cette question d'une façon plus complète, Griesinger fait à son tour une description rapide de cette affection sans rien y ajouter de spécial (Griesinger, *Maladies infectieuse*). Enfin un auteur allemand Bohn, en fait une étude complète dans un traité qui paraît en 1874 ; son expérience repose sur l'observation de 465 cas (*Revue des seiences médicale*. 1874).

Une chose nous a étonné dans nos recherches, c'est de voir que certains ouvrages consacrés spécialement à la description des maladies de l'enfance, sont à peu près muets sur ce sujet, ou n'y consacrent que quelques lignes. Ainsi MM. Rilliet et Barthez dans leur ouvrage ne parlent de la fièvre intermittente chez l'enfant absolument que pour mémoire. West constate la difficulté de son diagnostic, mais glisse sur ses symptômes. En revanche un autre médecin Valleix résume très bien l'état de la question, dans le premier volume du *Guide du médecin praticien*.

CHAPITRE II

Les variations de volume de la rate jouant un rôle capital dans le diagnostic de la fièvre intermittente chez l'enfant, nous avons pensé qu'un léger aperçu de ses dimensions et de son poids ne serait point déplacé dans ce travail. Aussi y consacrerons-nous un court chapitre.

La rate est, dit-on, proportions gardées, plus grosse chez l'enfant que chez l'adulte. Cette assertion est surtout vraie de quatre à dix ans, car c'est à cet âge que le poids et les dimensions de cet organe, sont proportionnellement considérables au développement du corps, jusque là la rate n'est guère qu'un peu en avance sur les autres parties de l'organisme. Nous allons nous convaincre de ce qui précède, par la comparaison de son poids à différentes époques, au poids total du corps, et en rapportant le résultat obtenu, à la même étude chez l'adulte. D'après Frerichs la rate pèse 8 grammes chez le nouveau-né, 9 chez l'enfant qui a huit jours, et 20 grammes chez celui qui a de quatre à dix mois. A cinq ans son poids s'élève à 100 grammes et en atteint 140 à onze ans. M. Parrot, dont la compétence est si grande dans les maladies des enfants, donne pour les jours qui suivent la naissance, des chiffres qui s'écartent un peu de ceux de Frerichs. Selon lui la rate à sept jours pèse 10 grammes, à dix jours 7 grammes 5, de dix à vingt jours 13 grammes, de trente à quarante jours 16,6.

Si nous comparons les résultats que nous donnent ces chiffres à la proportion obtenue par M. Sappey chez l'adulte, proportion qui est 1 : 403, nous trouvons pour les différents âges chez l'enfant, que la rate est au poids total du corps :

A la naissance, 1 : 288.

A huit jours, 1 : 208.

De quatre mois à un an, 4 : 413.

A cinq ans, 1 : 88.

De là, nous pouvons voir que la rate est plus grosse proportionnellement chez l'enfant que chez l'adulte, mais que la différence entre les proportions des deux âges est surtout accusée à cinq ans, 1 : 88 contre 1 : 403. C'est, en effet, à cette époque, avons-nous dit plus haut, que la rate, proportions gardées, possédait chez l'enfant le plus gros volume.

Ses dimensions sont aux âges correspondants.

	Larg.	Long.	Épaiss.
		en centimètres	
Chez l'enfant nouveau-né.	2,25	3,2	1
— de quatre mois à un an.	3,2	7,4	1,1
— de cinq ans.	6,2	11,3	2,7
— de onze ans.	8,25	11,3	1,1

De l'étude de ses dimensions et de son poids, un premier fait se dégage, c'est que cet organe, bien que plus gros, proportions gardées, chez l'enfant que chez l'adulte, ne possède en somme qu'un assez petit volume. Qu'est-ce, en effet, dans la première année, par exemple, qu'une languette longue de sept centimètres, large de trois et épaisse d'un seul centimètre? A cinq ans, il est vrai, ces dimensions sont plus considérables, mais la chose n'a pour nous qu'une importance de second ordre, car c'est surtout à l'étude de la fièvre intermittente chez des enfants d'un âge plus tendre que s'applique ce travail.

Petite et située profondément au fond de l'hypochondre gauche, la rate sera difficile, sinon impossible, à délimiter par les procédés ordinaires d'exploration. La chose semble au premier abord bien exagérée, cependant qu'on réfléchisse que l'intestin est très développé chez les enfants, et occupe un espace considérable, que la rate est en rapport intime avec l'estomac ainsi qu'avec l'intestin, que ces organes sont tantôt mats et tantôt sonores, que leurs dimensions et leur distension sont sujets à des variations constantes, et l'on verra que ce qui paraissait difficile à concevoir au début, se rapproche maintenant bien près de la vérité.

CHAPITRE III

Le miasme paludéen est un poison engendré par des matiè-
res végétales en décomposition dans un milieu humide. Nous
ne rechercherons point quelle est sa nature intime. Trois
choses sont nécessaires à son développement, de la terre,
de la chaleur et de l'humidité. Or les marais sont les lieux
qui réunissent le mieux ces conditions, et sont les plus pro-
pices à son développement. Leur présence cependant
n'est pas indispensable à l'éclosion du miasme palustre, car
il n'est pas rare de rencontrer des fièvres intermittentes en
des régions où les marais n'existent pas.

Rarement la malaria dépasse une ligne isotherme de
plus de cinq degrés. En France, elle est assez répandue. La
fièvre sévit dans les départements étendus de Bayonne à
l'embouchure de la Loire. Ils possèdent une étendue considérable de terrains marécageux. Dans le département
des Landes, la superficie des marais est de dix-neuf mille
hectares ; dans la Gironde, elle est de trente-sept mille hectares, la Charente-Inférieure en compte quarante-quatre
mille, la Vendée cent trente-neuf mille, la Loire-Inférieure,
vingt-neuf mille. Sur la côte, deux autres départements
ont encore une certaine étendue de marais, ce sont le Mor-
bihan (treize mille hect.) et la Manche (douze mille hect.)·
Sur le littoral de la Méditerranée, les Bouches-du-Rhône

en possèdent 53.700 hectares. Les départements qui dans l'intérieur des terres sont le plus infectés par le miasme palustre, sont l'Ain, qui a dix-neuf mille hectares de marais, le Cher qui en possède à son tour 13.700, le Loir-et-Cher qui en compte quatre mille, le Gard, dix-huit mille, et l'Aude, treize mille. La malaria n'est pas partout à redouter également dans ces contrées. Celles qui ont la plus grande étendue de marais ne sont pas toujours les plus éprouvées. Ainsi la Vendée, qui dépasse de beaucoup les autres pays comme superficie de marécages, ne présente pas, même dans ses parties les plus malsaines, des fièvres aussi redoutables que l'Ain et le Cher par exemple, et dont le retentissement soit aussi désastreux sur la population.

CHAPITRE IV

Les causes qui peuvent favoriser le développement de la fièvre intermittente dans l'enfance sont de nature et d'ordre bien différents. Les unes sont imputables au sujet, à son âge, à ses antécédents héréditaires, à son état de plus ou moins bonne santé ; les autres sont indépendantes de lui et peuvent se rapporter au milieu dans lequel il vit, au pays qu'il habite, aux saisons qu'il traverse.

L'âge constitue une prédisposition remarquable à l'intoxication paludéenne. Si nous consultons, en effet, les statistiques des cas de cette affection observés dans l'enfance, nous voyons qu'ils sont nombreux et qu'ils entrent dans une proportion de 33 °/₀ environ sur le chiffre total des malades atteints de fièvre intermittente. Ce chiffre de 33 °/₀ environ nous est donné par Griesinger et par Bohn. Il est également adopté par l'auteur de l'article *Intermittence* du Dictionnaire de Jaccoud. Despine et Picot (*Manuel pratique des maladies des enfants*) vont même plus loin et laissent à entendre que les enfants seraient atteints en aussi grande proportion que les adultes. Il va sans dire que cette proportion n'est pas partout la même, qu'elle n'est qu'une moyenne générale, et qu'elle varie ici et là, suivant la nature des lieux et le génie des épidémies.

Tous les enfants ne sont pas également prédisposés. Le

maximum de fréquence de la fièvre se rencontrerait d'après Bohn entre deux et cinq ans.

D'où peut venir cette réceptivité particulière de l'enfant à l'égard du poison palustre. Le même auteur nous en donne pour raison l'excitabilité de la moelle, plus grande à cette époque de la vie qu'à tout autre âge. Je me borne à citer son opinion sans en discuter la valeur.

L'hérédité joue aussi un certain rôle dans l'étiologie de la fièvre intermittente au premier âge. Elle a été contestée par certains auteurs. Je me contenterai de mentionner les paroles de Burdel (loc. cit.). Elles sont catégoriques. « Depuis seize ans, dit-il, nous n'avons pas vu une seule fois un enfant né d'une mère impaludée apporter en naissant les symptômes de la fièvre intermittente. »

D'un autre côté, les auteurs professant une opinion contraire ne sont pas moins affirmatifs. Il est certain, dit Franck, qu'une mère affectée d'impaludisme met ordinairement au monde des enfants atteints de la même maladie, et il cite à l'appui de son dire deux observations où l'enfant naît d'une mère intoxiquée, avec des symptômes incontestables de cachexie palustre. Ces cas ne sont pas les seuls. Playfair (*Edimb. med. journ.*, 1857), Duchek (*Pray Vierteljhar*, 1851, t. V), Steiner (*Comp. der Kindeskrankecten*, 1872), en citent d'analogues. M. Aubinais (*Union médicale*, 1851), rapporte même deux exemples d'affection paludéenne intra-utérine. Devant un ensemble de faits aussi catégoriques, nous n'hésitons pas à répudier les idées de Burdel et à considérer comme vraie la transmission possible de la mère à l'enfant de la fièvre intermittente.

L'allaitement par une mère ou une nourrice intoxiquée a été invoqué également comme pouvant être cause de fièvre chez le nouveau-né.

Sur ce point encore, les avis sont contradictoires. Burdel, dont nous avons déjà parlé plus haut, dit en propres termes : « Nous avons vu et nous voyons tous les jours de pauvres mères atteintes de la cachexie paludéenne la plus profonde *allaiter* leurs nouveau-nés sans jamais leur communiquer la fièvre ; et il ajoute, rien n'est plus contrastant que de voir de petits êtres roses, tout pleins de vie, suspendus au sein de malheureuses créatures, aux chairs plombées, aux yeux ternes et pleins d'eau. »

A une opinion aussi nettement exprimée, nous opposerons celle de Boudin qui cite dans son livre une observation du contraire et une note de M. Luc, sur la transmission possible de la diathèse paludéenne par l'allaitement.

Nous devons dire que l'observation de M. Boudin n'est pas aussi concluante qu'il paraît le croire et qu'une interprétation autre pourrait être donnée au fait qu'il rapporte. Luc ne tranche pas la question. Après avoir décrit le cas dont il a été témoin, il le commente, dit la chose possible, mais semble demander un plus grand nombre de faits, pour établir nettement ce point. Ébrard et Luzanza sont beaucoup plus affirmatifs ; le premier accepte cette transmission comme vraie et le second, dont l'opinion est non moins tranchée, raconte qu'il a vu une femme atteinte depuis treize jours de fièvre intermittente, transmettre celle-ci au bout de ce temps à son enfant qu'elle nourrissait. Disons que cette idée de diathèse paludéenne communiquée par l'allaitement n'a rien qui répugne à l'esprit, et que, tout.

en l'acceptant comme très probable, on doit désirer un plus grand nombre de faits, pour l'établir comme indiscutable.

A ces causes nous ajouterons l'état de santé des enfants. Il est évident que tout ce qui contribuera à diminuer leurs forces, augmentera d'autant leur réceptivité à l'égard du miasme palustre. L'entérite, la dentition, ont une action marquée, à ce point de vue, cette dernière surtout. Ainsi Burdel nous dit qu'en Sologne, pendant tout le temps que dure la dentition, la proportion des enfants atteints s'élève à 70 0/0.

L'état de bien être plus ou moins grand dans lequel vivent les sujets, n'est pas aussi tout à fait indifférent ; les enfants pauvres, mal logés, mal nourris, mal vêtus sont plus souvent frappés que ceux qui se trouvent dans des conditions opposées.

Le pays habité a aussi une influence incontestée : « Vous savez, dit West, que la fièvre intermittente dans quelques contrées affecte les personnes de tout âge ; que dans les pays les plus salubres, on la voit habituellement respecter les deux extrêmes de la vie, et n'attaquer que rarement les vieillards et les jeunes enfants. » Une différence notable existe donc entre deux régions inégalement pourvues de marais. Dans l'une, les enfants fourniront de nombreuses victimes, dans l'autre ils jouiront presque de l'immunité. A ce propos je dirai que les mères qui ne peuvent nourrir leurs bébés, ne sauraient apporter trop d'attention au choix du pays où leurs enfants devront être placés en nourrice.

Le plus grand nombre des cas de fièvre intermittente observés à Paris vient de ce que cette précaution élémentaire a été négligée.

En parlant de la part que prennent les saisons au développement du miasme palustre, je rappellerai que le printemps et l'automne sont les époques les plus favorables. Les raisons de ce fait sont trop connues pour que je m'y arrête.

CHAPITRE V

Les symptômes de la fièvre intermittente sont de deux ordres, les uns reviennent périodiquement, et présentent un caractère aigu qui attire l'attention ; les autres ne sont point sujets à ces intermittences, et demandent pour être perçus des yeux plus exercés.

Nous commencerons par décrire les premiers.

Nets et franchement caractérisés chez l'adulte, ceux-ci sont vagues et confus chez l'enfant. Au lieu d'un accès à marche régulière débutant par un violent frisson, se continuant par un stade de chaleur que vient clore l'apparition de sueurs profuses, nous ne trouvons chez lui qu'un trouble général mal caractérisé. Un léger refroidissement, une pâleur plus ou moins marquée, quelquefois de la dépression nerveuse en marquent le commencement. Le phénomène principal consiste dans une élévation prolongée de la température, élévation qui disparaît sans être suivie de la transpiration spéciale. La peau de l'enfant se recouvre seulement de moiteur, et il demeure plongé dans un état de malaise qui persiste jusqu'à l'accès suivant.

Tel est en deux mots l'aspect général de l'accès de fièvre intermittente chez l'enfant. Le frisson initial, qui chez l'adulte est si manifeste manque ici, ou bien s'il existe, il est si léger qu'il passe complètement inaperçu. Cette absence est un fait capital que signalent avec soin tous les auteurs.

Variable dans son existence, le stade de froid ou du moins la période qui y correspond chez l'enfant l'est aussi dans son intensité. Tout peut se borner à un simple état de malaise ou d'agitation inquiète, comme les troubles peuvent être plus graves et aller jusqu'aux convulsions. Dans les cas les plus ordinaires, l'enfant commence par s'agiter, puis il pâlit, ses extrémités se refroidissent. Bientôt il revêt un aspect cyanosé, ses traits se grippent légèrement, ses lèvres deviennent livides, et ses ongles présentent une coloration bleuâtre, puis il tombe dans un collapsus profond dont il ne sort que pour entrer dans le stade de chaleur. Ces phénomènes n'existent pas toujours chez tous les enfants, l'âge leur imprime des modifications. Il y a même des troubles spéciaux aux enfants à la mamelle. Chez ceux-ci on observe des pandiculations, des tremblements et des mouvements convulsifs des muscles de l'œil, signe d'une haute importance et tout à fait particulier aux enfants de cet âge.

Combien de temps dure cette première période. Aucun auteur ne lui assigne de limites. Cependant tout porte à croire qu'elle doit être courte, et nous ne pensons pas être loin de la vérité en fixant sa durée moyenne de quelques minutes à une heure. Au stade de froid succède celui de chaleur.

C'est de tous le plus important, celui dont les caractères sont le plus nettement accusés. L'enfant sort de son collapsus, il se ranime, sa peau se colore et devient sèche, sa respiration s'accélère, et il présente tous les signes d'un état fébrile. Son pouls qui au début de l'accès était serré et difficile non-seulement à compter mais même à constater, s'élève alors, devient fort et bat de 120 à 130.

Les choses ne se passent pas toujours aussi simplement. Souvent le malaise est extrême. Des vomissements, du délire se produisent et des convulsions viennent encore s'ajouter à cet ensemble de symptômes.

Un fait important et sur lequel l'attention mérite d'être attirée, c'est que la température n'atteint presque jamais un degré très élevé, elle dépasse rarement 39°.

Cet état fébrile se prolonge longtemps; à lui seul il semble souvent constituer l'accès, car si les phénomènes initiaux manquent, ou ne sont pas observés, ceux qui caractérisent le troisième stade sont d'une existence encore plus fugace et d'une observation plus difficile. L'enfant se rétablit graduellement; mais on ne trouve point chez lui cette crise bien marquée qui signale la fin de l'accès chez l'adulte.

Dans les cas rares la fièvre affecte encore une autre marche. Tantôt elle ne se traduit que par un frisson, tantôt tous les symptômes se réduisent à une légère agitation avec chaleur à la tête et soif vive ; ou bien l'enfant présente un peu de sopor que l'on voit suivre plus tard de sueurs plus ou moins abondantes.

En résumé, les accès sont presque toujours incomplets, variables dans leur existence, dans leur intensité, et dans leurs symptômes.

Et l'on peut conclure avec Bohn que le retour périodique de certains signes chez les enfants, est souvent plus utile, que ces signes eux-mêmes au diagnostic.

Quel est le type de la fièvre intermittente? Les auteurs ne sont pas tous d'accord sur ce point.

Bohn qui s'est le plus occupé de cette question et qui a réuni 465 observations de cette maladie est arrivé à cette conclusion, que le type quotidien est le plus fréquent; qu'après lui vient le type tierce, puis le type quarte. Ils seraient entre eux dans la proportion de 3, 2, 1.

Griesinger professe sur ce point la même opinion que Bohn. M. Bouchut au contraire, bien qu'il ait observé différents types de fièvre, est porté à croire que les accès quotidiens sont la règle dans la première enfance, et que les autres ne sont que l'exception. Ébrard pense de même.

Vouloir considérer le type quotidien comme spécial au premier âge est, selon nous, une idée trop exclusive. Sans doute, plus l'enfant est jeune, et plus ce type a de chances d'être rencontré ; mais il n'en est pas moins vrai, qu'il n'existe pas seul. Des accès de fièvre tierce peuvent parfaitement se produire ; on cite même une observation de fièvre quarte chez un enfant de quelques mois. Nous nous rallions donc à l'opinion de Bohn. M. Bouchut considère encore comme constamment irréguliers les accès de fièvre chez les nouveau-nés. Bohn affirme le contraire et cite à l'appui de son opinion 20 observations prises chez de tout jeunes enfants. Dans un tiers des cas seulement ils différaient de ceux observés chez d'autres enfants un peu plus âgés.

Chez l'adulte l'embarras gastique accompagne presque toujours les accès de fièvre intermittente. Chez l'enfant, on rencontre de même un catarrhe gastro-intestinal dont la présence est, on peut dire, constante.

Le mal s'annonce par des vomissements plus ou moins répétés, plus ou moins violents, et bientôt apparaît une diarrhée intense dont le cours offre des particularités très dignes d'intérêt ; bien que continue, elle présente des périodes où son intensité redouble, et ces périodes coïncident justement avec l'accès.

Les déjections alvines sont alors très fréquentes ; elles le sont un peu moins dans les heures qui suivent l'accès, et deviennent rares le reste du jour. Cette marche de la diarrhée a une grande importance, car dans les cas où ce symptôme domine tous les autres, elle permet de ne pas confondre la maladie avec une simple entérite, et sert à instituer un traitement approprié.

Voilà pour la première catégorie de symptômes. Nous allons aborder maintenant la seconde.

Le plus important parmi eux, et celui dont la constatation doit être faite avec le plus grand soin, est l'hypertrophie de la rate.

La mégalosplénie est, on peut dire, le signe pathognomonique de la fièvre intermittente chez les enfants. Elle existe toujours, quelquefois elle existe seule. Tous les auteurs sont unanimes à signaler sa valeur comme élément de diagnostic.

Elle se produit dès les premiers accès, et l'on peut donner comme raison de son apparition si prompte, l'action profonde et rapide qu'exerce le miasme paludéen sur l'organisme de l'enfant. Quelques atteintes en effet suffisent à lui imprimer le cachet de cette affection. La rate à l'état normal, difficile presque imposible à limiter, devient dès le début du mal appréciable à nos moyens d'investigation.

D'après Griesinger, elle augmente peu de volume dans le premier accès, diminue dans l'apyrexie. La mégalosplénie ne se constitue qu'au bout de quelques accès. Trois semaines suffisent, au dire des auteurs, pour qu'elle atteigne parfois son volume maximum : et elle peut chez certains individus remplir presque complètement la cavité abdominale. Plusieurs de nos observations témoignent des proportions énormes qu'elle peut acquérir.

Dans un premier cas nous la voyons descendre jusqu'à 1 centimètre de la crête iliaque et n'être distante sur la ligne médiane que de 3 centimètres de l'ombilic.

Chez un second malade elle présente une hauteur de six centimètres, et dépasse de 3 à 4 centimètres le rebord des fausses côtes.

Dans une autre observation elle occupe un espace encore plus considérable. On trouvera plus loin la description détaillée de cette rate énorme. Un fait à signaler c'est qu'à mesure que cet organe prend un développement anormal, il devient souvent douloureux. La douleur spontanée est plus rare que la douleur provoquée. La première ne se produit guère que pendant l'accès, la seconde existe chaque fois que l'on palpe la région splénique, elle a été très accusée dans deux de nos observations.

Avec l'hypertrophie de la rate coïncide quelquefois l'hypertrophie du foie. Ce symptôme est donné comme rare par tous les auteurs. D'après Griesinger, il ne survient que très tard, et dans des cas exceptionnels. Bohn n'en parle pas. Bouchut dit l'avoir observé et cite en outre une observation due à Schnither, *Union médicale* 1847, où un fait analogue est relaté. Dans nos observations, nous trouvons

trois cas où l'on a signalé la matité hépatique comme dé-
passant les limites normales, malheureusement dans les
deux premiers, on ne précise pas l'augmentation de volume.
Dans le troisième, la matité commençait à trois centimètres
au-dessous du mamelon, et descendait à trois centimètres
au-dessous du rebord des fausses côtes.

En dehors de ces symptômes, qu'à proprement parler on
peut appeler locaux, la fièvre intermittente se traduit chez
l'enfant par un ensemble de caractères qui donnent à sa
physionomie un cachet à part, et qu'on peut désigner
sous le nom de généraux.

L'enfant qui est sous l'influence du poison paludéen est
à un premier degré pâle et languissant. Ses muqueuses sont
décolorées, son teint est jaune, sa peau aride. Son habitus
dénote la souffrance. Plus tard, il tombe dans une véritable cachexie. Son aspect est typique alors.

Son teint est d'une pâleur extrême et comme terreux ;
ses chairs sont flasques et molles ; il est profondément
émacié. Son ventre en revanche a des proportions énormes
et fait encore mieux ressortir l'état de maigreur et de cachexie des autres parties du corps. Chez quelques-uns
l'appétit est nul, chez d'autres il est vorace. Burdel, dans
son livre, nous dépeint certains enfants comme insatiables.
« Le lait maternel ne leur suffit plus ; ils mangent du matin au soir pendant l'accès et en dehors de l'accès. »

Une diarrhée profuse s'ajoute souvent à ce cortège de
misères. Chez les uns, apparaît un peu d'œdème ; chez
d'autres le mal est plus grand, et l'on trouve de l'anasarque
tantôt dû à des compressions veineuses, tantôt dépendant
d'une albuminurie provoquée elle-même par la dégénéres-

cence amyloïde du foie, des reins et de la rate. Disons cependant que ces hydropisies sont moins fréquentes chez
l'enfant que chez l'adulte. Dans ces cas malheureux les
symptômes de l'urémie s'ajoutent à la cachexie paludéenne
et l'enfant succombe au milieu des convulsions.

CHAPITRE VI

La fièvre intermittente peut être méconnue facilement dans l'enfance. Ses symptômes. nous venons de le voir, à part quelques uns, n'ont rien de caractéristique, et l'erreur est d'autant plus facile à commettre, que les signes, qui chez l'adulte, servent à établir le diagnostic, sont ici loin d'être pathognomoniques. Ainsi, l'accès de fièvre qui, chez le premier, révèle aussitôt la nature de la maladie, ne donne que des indications peu précises chez le second. Ses stades ne sont ni assez nets, ni assez tranchés pour cela. Le frisson initial manque, et les phénomènes qui le remplacent varient presque à l'infini avec les différents malades. Seuls les enfants à la mamelle ont des tremblements et des mouvements convulsifs des muscles de l'œil, qui leur sont spéciaux. Chez les autres, il y a tantôt du refroidissement, tantôt de la pâleur, tantôt un profond abattement ou même des convulsions, encore tous ces troubles sont-ils si rapides, ou si légers, qu'ils passent le plus souvent inaperçus. Le stade de chaleur seul existe d'une façon marquée, mais outre, qu'il est rarement suivi de transpiration, d'autres causes rendent son interprétation difficile. Si nous songeons en effet, que les accès sont le plus souvent quotidiens, ne reviennent pas tous les jours à heure fixe, se montrent de préférence le soir ou la nuit, et laissent l'enfant languissant et abattu avec un certain degré de fièvre, nous voyons qu'il est difficile de reconnaître du premier coup, dans cet état de choses, la présence du miasme paludéen. L'accès peut et doit servir évidemment au diagnostic, mais il faut, comme Grisolle le dit dans son *Traité de pathologie interne*, une observation délicate et attentive, voir l'enfant souvent et autant que possible à des heures différentes, et l'entourer de personnes qui sachent l'observer.

Nous avons vu que la diarrhée accompagnait habituellement la fièvre intermittente chez l'enfant. De là peut naître une cause d'erreur pour le médecin. Le catarrhe gastro-intestinal est en effet si fréquent à cet âge, les causes en sont si multiples, qu'on peut être tenté de n'y voir qu'une entérite simple. Une observation plus attentive, apprendra à ne pas considérer comme affection principale, ce qui n'est qu'un symptôme, ou une complication. Le nombre des selles, les heures auxquelles elles se produisent, éclaireront le diagnostic. Nous avons vu qu'elles sont surtout fréquentes, au moment de l'accès et aux heures qui suivent, et qu'après ce moment on n'en trouvait qu'un nombre restreint le reste du jour.

Un point capital dans le diagnostic de la fièvre intermittente chez l'enfant c'est la connaissance du pays habité par le malade. Ce pays est-il salubre? ou bien y trouve-t-on des marais, et les intoxications paludéennes y sont-elles fréquentes ? Cette question ne doit jamais manquer d'être faite, car il arrive souvent que le médecin habitant une localité irréprochable au point de vue hygiénique, est appelé à donner des soins à des nourrissons, élevés dans d'autres contrées moins favorisées, et que tel symptôme dont la cause paraissait difficile à expliquer au premier abord, devient très aisé à comprendre, quand on apprend que le malade a été soumis à l'influence du poison paludéen. Cet inconvénient n'existe pas sans doute, pour celui qui pratique dans un pays où la fièvre intermittente est endémique, car son esprit est toujours en éveil de ce côté, et c'est le premier élément morbide dont il songe à rechercher la présence.

Soupçonne-t-on chez un enfant une intoxication paludéenne, on doit immédiatement procéder à l'examen de la rate. Son développement normal ou exagéré nous permettra de trancher la question. Deux moyens sont à notre disposition pour nous conduire à la connaissance de ce fait, la palpation et la percussion.

1° D'après ce que nous avons écrit sur l'anatomie de la rate, il est facile de voir qu'à l'état normal cet organe ne peut être perçu par le palper. Toute rate qui se révélera aux doigts explorateurs sera donc une rate hypertrophiée. A un premier degré, on la sentira pendant l'expiration seulement ; plus tard elle sera facile à saisir d'une manière permanente, et on pourra se rendre compte de son étendue et de sa consistance.

2° D'un très petit volume chez l'enfant ce corps est difficile à limiter par la percussion, nous en avons dit plus haut la raison, nous n'y reviendrons pas. Disons seulement, que si la matité est nettement appréciable même sur un léger espace, on peut conclure à son augmentation de volume. Dans l'immense majorité des cas, l'hésitation est impossible, car cet organe atteint rapidement des proportions, qui ne permettent pas l'erreur, ni le doute.

Nous donnons l'hypersplénotrophie comme signe pathog-
monique de la fièvre intermittente chez les enfants, et en
cela nous ne faisons que suivre l'exemple des auteurs.
Seul, ce symptôme a permis souvent d'affirmer l'intoxication paludéenne. Telles sont les observations rapportées
par Frank où une rate énorme était le seul, l'unique signe de
l'affection, et où les accidents fébriles ne survinrent que
deux ans après. On verra également plus loin dans les
observations que nous rapportons de quelle utilité il a été
constamment.

L'hypertrophie de la rate, en effet, ne se retrouve dans
aucune maladie avec cette physionomie toute particulière
qu'elle a dans la fièvre intermittente. Considérons les
fièvres infectieuses, les fièvres éruptives, la rate est augmentée de volume, sans doute, mais dans aucun cas elle n'atteint les proportions que nous avons signalées. Dans la
fièvre typhoïde on pourrait plutôt trouver matière à confu-
sion. La cause en est plus dans l'appareil fébrile qui carac-
térise cette affection, que dans la mégalosplénie. Et cependant que de différences. La température a des rémissions
matinales très accusées, mais elle a en plus une marche
progressive et continue. L'abattement est plus profond. La
diarrhée qui coïncide n'est point périodique, les selles sont
couleur jaune d'ocre. Au lieu d'être souple et indolore, le
ventre est ballonné et sensible à la pression. Quant à la
rate, elle se sent au-dessous du rebord des fausses côtes,
mais le dépasse rarement.

Une dégénérescence amyloïde de cet organe pourrait
encore être prise pour une hypertrophie simple. Cependant
si cette altération survient dans le cours de la scrofulose, du

rachitisme, de la syphilis, s'il y a envahissement simultané du foie et des reins, accroissement non interrompu et successif malgré les moyens employés on est en droit de porter le diagnostic de dégénérescence plutôt que celui d'hypertrophie simple.

A ces moyens de reconnaître la fièvre intermittente chez l'enfant, nous ajouterons l'aspect général du malade, cet aspect est spécial. Car l'enfant qui souffre déjà depuis un certain temps d'une intoxication palustre, avec son teint pâle et jaune, ses chairs molles, son air languissant, ne ressemble à nul autre. Il n'y a également guère d'erreur possible entre les symptômes de la fièvre intermittente, et les accès de fièvre de certains états chroniques tels que pneumonie tuberculeuse, entéro-colite chronique, symptomatique ; les caractères de ces affections sont trop bien tranchés.

CHAPITRE VII

A la forme déjà décrite nous devons ajouter celles qui revêtent un caractère pernicieux. Ces formes sont en moins grand nombre que chez l'adulte ; et si on se base sur les observations rapportées par les auteurs, on peut les diviser en quatre. Forme comateuse, convulsive, diarrhéique, et forme larvée.

Les accidents pernicieux se rencontrent moins souvent dans l'enfance qu'à un autre âge, la rareté relative des cas cités le prouve surabondamment ; de plus les différentes formes paraissent être entre elles d'une fréquence inégale. La forme convulsive serait la plus fréquente, après elle viendrait la forme diarrhéique puis la forme comateuse. La forme larvée est excessivement rare.

Presque jamais elles ne débutent d'emblée, ce n'est qu'après quatre ou cinq accès qu'on les voit le plus généralement survenir.

I. *Convulsive*. — La forme convulsive que nous avons dite la plus fréquente a été surtout observée par Liegey et Alexandre (de Sparte). Ce dernier lui donne dans son travail le nom d'épileptique. Cette dénomination répondait pour lui exactement aux phénomènes observés. Après quelques accès de fièvre où ne l'on remarquait d'abord rien d'extraordinaire, le senfants perdaient soudain connaissance,

puis étaient pris de convulsions et de crampes cloniques;
leur pouls était presque insensible, leur visage pâle et
recouvert d'écume s'échappant de la bouche.

Liegey de son côté cite quatre observations analogues.
Comme précédemment, les convulsions, la perte de connaissance, l'écume à la bouche étaient les phénomènes principaux.

Forme comateuse. — Les observations de fièvre comateuse dans l'enfance sont dues à Semanas. Voici les principaux symptômes. Au début l'enfant paraît plus souffrant,
il ne tarde pas à tomber dans une sorte de somnolence qui
se transforme bientôt en un sommeil de plomb. C'est un
véritable coma. Puis son visage devient rouge, sa respiration se ralentit. Il est insensible. Peu à peu ces symptômes
disparaissent, l'enfant se réveille, mais reste somnolent et
comme hébété. Le premier accès est rarement fatal.

Forme diarrhéique. — La forme diarrhéique se rapproche beaucoup par ses caractères du choléra infantile. Comme
dans cette affection, les selles sont fréquentes, séreuses,
s'accompagnent de vomissements et de soif inextinguible.
La face est grippée. Souvent il y a suppression des urines.
Cette forme, dit Griesinger, est la moins dangereuse.

Forme larvée. — On ne cite que deux cas de fièvre
larvée. La première observation est due à Blachez. L'enfant
eut pendant six jours sans fièvre des convulsions générales
graves, revenant d'abord six et dix fois par jour, puis toutes
les demi-heures. Le sulfate de quinine amena la guérison.
L'autre observation est rapportée par Avrard. Il s'agit d'une
petite fille de dix mois forte et vigoureuse qui, après quelques accès de fièvre, éprouve tout à coup un stade de

froid, tombe dans une prostration extrême. Le facies était effrayant, la peau sèche non aride, il n'y avait pas de cris, pas de convulsions, le pouls battait 160. La guérison fut obtenue par de la quinine donnée en lavement.

CHAPITRE VIII

INFLUENCE DE LA FIÈVRE INTERMITTENTE SUR LES MALADIES
INTERCURRENTES.

La fièvre intermittente exerce souvent une influence
fâcheuse sur les maladies intercurrentes. Certaines affections même paraissent se développer plus facilement chez
les individus intoxiqués par le miasme palustre que chez
ceux qui se trouvent dans des conditions de santé normales.
La chose paraît assez rationnelle si l'on songe à l'état de
débilité profonde dans lequel sont plongés les malades atteints par la fièvre depuis un certain temps. Les accidents
du côté des organes respiratoires ne seraient pas très rares.
On a pourtant nié ce fait. Boudin, par exemple, prétend
qu'il y a incompatibilité entre la phthisie pulmonaire et la
fièvre intermittente. Pour soutenir son opinion, il s'appuie
sur ce qu'au Rutland, la tuberculose épargna les habitants
aussi longtemps qu'ils conservèrent les marais dont ils
étaient entourés ; que leur suppression fit naître cette ter-
rible maladie, dont pas un cas ne se retrouva quand on eut
rétabli les mêmes marécages. Griesinger n'est nullement
de cet avis ; sa pratique lui a souvent permis de constater
le contraire, et il dit qu'il n'a pas rencontré moins de
trente-huit phthisiques sur cent malades atteints de fièvre
intermittente. Cette proportion nous paraît énorme. Elle
peut être vraie pour certaines contrées, mais elle n'est pas

telle, je pense, pour la France, même dans les contrées les plus éprouvées. Quoi qu'il en soit, on est en droit de conclure que la cachexie palustre a une certaine influence sur le développement de la phymie.

Outre ces accidents chroniques, on observe encore quelquefois des affections respiratoires. La connaissance de ce fait n'est point récente. Nepple nous dit que les enfants atteints de fièvre intermittente sont enclins aux pleuro-pneumonies.

Bouchut, dans son livre, signale également la chose comme possible. Il en a, dit-il, observé quelques cas. Bohn indique également cette prédisposition. Voici deux observations de broncho-pneumonie dans le cours d'une intoxication paludéenne, que nous devons à l'obligeance de M. Rivet, interne de M. Bergeron. Nous nous empressons de les reproduire ici. Dans la première, le malade a succombé. Dans la seconde, après s'être guéri de la broncho-pneumonie, l'enfant a été emporté par une variole confluente.

Observation I.

La nommée Estreau Lucie, âgée de 22 mois, entrée le 13 janvier 1879 à l'hôpital Sainte-Eugénie, salle Sainte-Mathilde, lit n° 10.

Père et mère bien portants.

Sœur morte à 5 mois, de convulsions. — Revenue de nourrice (Loir-et-Cher) il y a 12 jours avec de la diarrhée qui a persisté depuis ce moment (Sept à huit selles par jour).

Toux fréquente. Appétit assez bon.

14 janvier. — Pouls : 120. — Respiration : 46.

Un peu de dyspnée, par moments type expiratoire. Rachitisme caractérisé par le chapelet chondrocostal et la dépression latérale du thorax. Atrophie des membres inférieurs. Marche impossible. Courbure des os des membres. Développement tardif des dents.

Température modérée, langue blanche, mais humide.

Ventre très bouffi, paraissant indolore.

Plusieurs selles diarrhéiques, depuis hier.

La rate est grosse. On sent son bord antérieur dans l'hypochondre gauche, venant jusqu'auprès de la ligne mamelonnaire.

Matité splénique, 6 centimètres 1/2 ; Foie normal ; ce qui fait présumer que l'enfant a été envoyée en nourrice dans un pays à effluves marématiques. En effet, en demandant des renseignements à la mère, nous apprenons qu'elle venait du département du Loir-et-Cher.

Toux assez fréquente.

Quelques râles de bronchite dans la poitrine avec retentissement du cri.

Diminution de la sonorité au sommet droit, avec inspiration rude et sifflante.

Traitement. — Ventouses sèches.

Potion : Julep gommeux,

Rhum, 20 grammes.

15 janvier. — Les râles sont plus discrets. Mais on retrouve du souffle dans l'aisselle et au sommet droit (fosse sus et sous-épineuse).

16 janvier. — Hyperthermie considérable ce matin, 41°.

Dyspnée beaucoup plus marquée sans que le souffle se soit étendu.

L'enfant a pâli considérablement, ce qu'il faut attribuer à la diarrhée fréquente.

Traitement. — Vésicatoire sur la poitrine. Julep avec rhum.

17 janvier, matin. — Température 39°. Soir, 40°,4. Respiration : 38, à type expiratoire.

18 janvier. — Hyperthermie. Dyspnée constante. Le souffle a disparu au sommet droit, mais on en trouve, en revanche, dans les deux tiers inférieurs du poumon gauche, sans râles. Température, matin, 39°,5 ; soir, 41°,5.

Traitement. — Vésicatoire à la base gauche.

Mort le 20 janvier.

Opposition à l'autopsie.

OBSERVATION II

Le nommé Florence, Antoine, âgé de 10 ans, entré le 15 octobre 1879 à l'hôpital Sainte-Eugénie, service de M. Bergeron, salle Saint-Benjamin, lit nº 4.

(Hypersplénotrophie. Variole. Mort).

L'enfant a été élevé en nourrice dans un village de la Moselle, sur la situation et les conditions sanitaires duquel nous ne pouvons avoir de renseignements. A l'âge de deux ans, il revenait à Paris, et allait passer deux mois de vacances par an dans ce même village de la Moselle.

Au dire de la mère, on ne se serait aperçu du développement anormal de son ventre que depuis trois mois seulement (?).

Il y a deux mois, il aurait été pris d'accidents aigus avec vomissements répétés pour lesquels il a gardé le lit pendant huit à dix jours; le ventre prenait toujours de l'accroissement.

15 octobre. — Le jour de son entrée à l'hôpital, l'enfant présente une coloration très brune de la peau, et un amaigrissement des membres et de la face qui contraste avec le développement du ventre. Quelque temps avant son entrée à l'hôpital, il s'est mis à uriner fréquemment, puis les accidents ont disparu.

La paroi abdominale est le siège d'une circulation collatérale très accusée.

A la palpation du ventre, on perçoit l'existence d'une tumeur dure très résistante, occupant la plus grande partie de la cavité abdominale, c'est-à-dire tout le flanc gauche et la fosse iliaque du même côté, pour dépasser la ligne médiane jusque dans le côté droit, où l'on en sent le rebord dur, taillé à pic, avec une encoche vers la partie moyenne.

La percussion permet d'en déterminer les limites précises, qui sont marquées au crayon de nitrate d'argent sur la paroi abdominale.

A gauche, elle se perd dans la région postérieure et descend jusques aux limites inférieures de la fosse iliaque.

A droite, elle s'étend suivant une ligne partant de $0^m,03^{om}$, en dehors et à gauche de l'appendice xyphoïde pour descendre obliquement vers la droite, passer à huit centimètres de l'ombilic et plus bas, former une courbe qui, s'éloignant de la ligne médiane de dix centimètres, occupe une partie de la fosse iliaque droite.

Cette tumeur est évidemment formée par la rate, considérablement augmentée de volume. Cependant, l'état général du petit malade est assez satisfaisant ; il n'a pas de diarrhée ; la respiration est assez libre ; il se lève dans la journée.

Traitement. — Arséniate de soude, 0,01 centigramme.

Douches froides sur la rate.

31 octobre.

Le traitement par l'arséniate de soude et les douches était bien supporté, lorsque hier, après l'administration de la douche, il a été pris tout à coup de toux violente, suffocation, avec spasme de la glotte, de vomissements et de fièvre.

Un sinapisme, appliqué sur la région antérieure du cou, et des ventouses sèches ont mis fin à la crise. Depuis, l'enfant a gardé de la fièvre.

Aujourd'hui, l'auscultation révèle la présence de râles de bronchite. Le spasme de la glotte a cessé. Il n'existe à la gorge qu'un peu d'érythème du pourtour de l'isthme.

1er septembre. — On trouve, aux deux bases, des râles sous-crépitants abondants, et un peu de souffle au sommet droit et en avant. La fièvre est très vive.

Traitement. — Julep kermétisé. Sirop diacode.

2 novembre. — Le malade a eu quelques vomissements, mais le ventre est absolument indolore. La palpation et la percussion permettent de constater une diminution très sensible et tout à fait inattendue du volume de la rate, dont le bord dur s'écarte de la ligne du nitrate d'argent de deux travers de doigt, surtout à la partie supérieure, entre l'ombilic et le diaphragme.

3 novembre. — La fièvre persiste. Il n'y a que deux ou trois vomissements alimentaires, non bilieux.

Les râles sont moins abondants ; on ne trouve même plus au somme t droit le souffle qui existait hier encore.

Toute la portion droite du ventre, la seule qu'on puisse déprimer, est souple, indolore ; il n'y a pas d'apparence de péritonite.

6 novembre. — Le rétablissement étant complet, l'enfant est remis au même traitement.

20 novembre. — Depuis les derniers accidents pulmonaires, l'état s'est maintenu des plus satisfaisants.

La rate a conservé sa diminution de volume par rapport aux dimensions qu'elle avait lorsque l'enfant est entré à l'hôpital, mais depuis ce matin, il est pris de fièvre, céphalalgie, nausées, douleurs lombaires.

23 novembre. — Éruption de variole qui, les jours suivants, devient d'une confluence extrême ; transport dans la salle des varioleux, où il ne tarde pas à succomber.

Autopsie. — La peau de la face et des quatre membres, surtout au niveau des articulations, est littéralement couverte de pustules de variole.

Cerveau congestionné, avec exagération du liquide intraventriculaire.

Cœur et poumons intacts.

Reins d'un volume normal, mais assez fortement congestionnés.

Poumons ; les deux poumons sont le siège d'une congestion assez accusée, mais d'origine récente. Il n'existe pas de lésions pouvant se rapporter aux premiers accidents pulmonaires.

Le ventre présente toujours un volume exagéré. A l'ouverture, la rate se présente avec des dimensions énormes, et ses limites correspondent exactement au tracé qu'il nous avait été possible de faire sur la paroi abdominale pendant la vie du malade.

Le foie présente ses dimensions normales, il n'existe pas de traces de péritonite.

Enlevée de la cavité abdominale, la rate pèse 2,800 grammes. Son grand diamètre mesure 0,30 centimètres ; le diamètre transversal 0,16 centimètres. Elle est d'un rouge sombre à la surface, extrêmement dure au toucher, d'une consistance cirrhotique et le doigt n'y pénètre qu'avec grand effort, donnant tout à fait la sensation d'un foie atteint de cirrhose.

La capsule est épaissie, fibreuse.

Elle présente, en somme, tous les caractères de la rate chez un individu depuis longtemps sous le coup d'une intoxication palustre. L'examen microscopique venait d'ailleurs nous enlever tous les doutes.

Dans la première observation, nous avons affaire à un enfant de 22 mois rachitique et impaludé. Qu'observons-nous ? Une broncho-pneumonie qui se développe d'une façon lente et arrive à sa période d'état sans phénomènes généraux bien marqués. Ainsi pas de dyspnée, pas de température exagérée.

La chose est d'autant plus surprenante, que la forme dyspnéique est à peu près constante chez les enfants au-dessous de deux ans, et qu'elle est considérée comme règle chez les rachitiques, vu le rétrécissement de leur poitrine. Or rien de ceci chez cet enfant de 22 mois, dont le rachitisme est bien constaté. Une chose non moins étonnante aussi c'est l'hyperthermie (41.2), qui se manifeste tout à coup, sans que les lésions pulmonaires se soient étendues, et la marche de la température les jours suivants. Quelle en est la cause ? Ne serait-on pas quelque peu fondé à voir dans tout ceci, le résultat de l'intervention du miasme palustre, qui vient s'ajouter aux autres causes de fièvre et qui en modifie la marche. Ce qui peut donner créance à cette hypothèse, c'est la chûte de la température le lendemain à 39 ; son élévation le soir à 40°,4 ; sa nouvelle descente à 39,5 le surlendemain matin, puis sa nouvelle effervescence le soir (41°,4). Elle tombe encore de nouveau le jour suivant, puis remonte et l'enfant meurt (41°). Cette marche est en effet franchement intermittente, et le résultat final a été certainement très avancé, s'il n'a pas été entièrement produit par cette nouvelle cause.

Dans la seconde observation, nous avons affaire à un malade plus âgé, et intoxiqué profondément. Chez lui se développent des accidents pulmonaires à forme inflammatoire, qui suivent un cours normal et se guérissent rapidement. Nous n'accuserons pas le miasme palustre d'en être cause ; et cependant nous serions presque en droit de le faire, quand nous voyons à quelque distance de là se déclarer chez lui une variole, qui devient d'une confluence extrême, et l'enlève au début de la maladie. Ces deux affections écloses à si peu d'intervalle, doivent pour le moins nous étonner.

Quant à la marche de cette variole, et à son caractère de gravité, nous les regardons comme les conséquences de l'infection palustre. Que conclure de ce qui précède ? Nous pensons que ce n'est pas trop nous avancer, que de dire, que chez tout enfant atteint de fièvre paludéenne, on doit redouter les maladies intercurrentes, et se montrer très réservé à l'égard de leur pronostic.

CHAPITRE IX

Le pronostic de la fièvre intermittente chez l'enfant es
règle générale assez bénin. Les accès, en effet, cèdent facilement au traitement approprié, et l'état d'anémie consécu-
tif disparaît rapidement lui aussi quand il n'est pas de date
trop ancienne. Cette manière de voir qui s'applique à la
majorité des contrées n'est pas exacte pour toutes. Certains pays, en effet, produisent des fièvres intermittentes
d'une nature plus rebelle qui s'attachent au malade lors-
qu'il vient de naître et l'accompagnent jusqu'à la mort, en
résistant à tout traitement curatif. Là le pronostic est moins
favorable, et la seule condition de le rendre bon est d'ob-
tenir du malade un changement de résidence. La cachexie
plus ou moins avancée du fébricitant modifie également le
jugement porté sur l'issue probable de la maladie. A un
certain degré elle ne permet pas d'espérer la guérison. Le
malade succombe, soit à la fièvre elle-même, soit aux accidents qui sont venus la compliquer. Ces cas sont heureuse-
ment rares. On rencontre plus souvent des enfants qui se
remettent bien l'hiver de l'intoxication paludéenne, mais
qui sont repris par la fièvre au printemps. Une première
atteinte constitue en effet une forte prédisposition à la seconde. Les fièvres du printemps sont moins tenaces que
celles de l'automne. La difficulté qu'on a à se débarrasser

des unes et des autres augmente d'autant plus que le type de la fièvre s'écarte davantage du type quotidien. En somme, l'état du malade, la contrée qu'il habite, la saison et le type de la fièvre fourniront des éléments suffisants de pronostic.

CHAPITRE X

Le traitement doit être prophylactique et curatif.

1° *Traitement prophylactique.* — En règle générale fuir les contrées ravagées par la malaria, et si la chose est impossible, éviter la plaine avec le plus grand soin. Ne pas exposer les enfants à la rosée du matin, particulièrement dangereuse ; agir de même le soir après le coucher du soleil. Choisir une habitation salubre et bien aérée, et veiller avec le plus grand soin à la qualité des aliments et des eaux employées.

2° *Traitement curatif.* — Le traitement curatif est dominé par deux indications principales, reconstituer le malade, combattre l'accès. Les toniques sous toutes les formes sont éminemment propres à remplir la première de ces deux indications, quant à la seconde, la chose sera possible par l'emploi de la quinine et de l'arsenic.

On ordonnera donc dans le premier cas les préparations de fer, le sirop antiscorbutique, le vin de quinquina, le vin de Malaga.

Dans le second on aura recours, avons-nous dit, aux sels de quinquina, et à l'arsenic.

Disons d'abord que le sulfate de quinine et ses succédanés agissent en général d'une façon moins sûre chez l'enfant que chez l'adulte, et qu'on trouve chez le premier plus de cas de fièvre rebelles à leur action. Tous les sels de quinine en outre ne sont pas également propres à entrer dans la thérapeutique de la fièvre intermittente chez les enfants.

Ainsi le sulfate ordinaire a deux grands inconvénients, son amertume excessive qui le rend très difficile à faire accepter et son action caustique sur la muqueuse stomacale facilement altérable à cet âge. Il est vrai qu'on peut éluder la difficulté en le faisant administrer en lavement. On devra, règle générale, d'après le conseil de Trousseau, lui préférer la quinine brute dont l'emploi n'est point sujet à ces inconvénients. Sa consistance molle et pilulaire qui permet de la fractionner à volonté, sa presque insipidité en font un médicament très précieux dans la médecine du premier âge. On la prescrit à la dose de 20 à 30 cent. par jour (Trousseau).

Nous avons parlé plus haut de l'arsenic comme d'un excellent remède à opposer à la fièvre intermittente des enfants. Il donne, en effet, de fort beaux résultats. Son efficacité vient sans doute de ce que. outre son action antipyrétique, il est éminemment apte à restaurer l'organisme épuisé par le poison palustre. Son mode d'administration sera soumis à quelques-unes des règles tracées par Boudin. Donner des doses élevées, en fractionnant le plus possible le médicament, surveiller la tolérance et continuer l'emploi du remède aussi longtemps que le demandera la guérison du mal. L'arsenic se prescrit le plus souvent sous forme d'arséniate de soude à la dose de 0,01 centigramme par jour dans 30 gr. de vin blanc ou d'un autre véhicule.

— 48 —

Observation III

Lambert Alphonse, né à Paris, 21 mois, entré à l'hôpital Sainte-Eugénie le 20 octobre 1880.

Cet enfant est arrivé de nourrice depuis quatre jours. Il a été élevé au sein pendant quatre mois, puis au biberon. En nourrice il avait de la diarrhée depuis trois mois. — Diarrhée depuis son arrivée, a vomi le premier jour, tousse un peu la nuit. Bon sommeil, bon appétit. Son père et sa mère sont bien portants.

Depuis trois mois il aurait des fièvres qui le prendraient tous les deux jours. La première fois la fièvre l'aurait pris à 10 heures du matin, la seconde à 4 heures du soir. Il y aurait à chaque accès quelques frissons et de la chaleur.

21 *octobre.* — L'enfant présente un teint jaunâtre caractéristique de l'impaludisme. Il a les cheveux rouges, est maigre et flasque. Le ventre est saillant. On sent manifestement le bord tranchant et convexe du gâteau splénique, qui vient jusqu'à 0,03 centimètres de l'ombilic, et qui descend en bas jusqu'à 0,01 centimètre de la crête iliaque. La région splénique est sensible à la pression. La matité hépatique commence à 0,03 centimètres au-dessous du mamelon et descend à 0,02 centimètres au-dessous des fausses côtes. Langue rose et humide. Selle non diarrhéique.

A aucun moment de la journée l'accès de fièvre n'a été constaté. Pas de transpiration. L'enfant a mangé volontiers. Ce matin, 104 pulsations. Peau fraîche. Température 38. Résonnance normale à la percussion. Enrouement général à l'auscultation.

Soir. — Depuis un quart d'heure, l'enfant ne cesse de crier; il n'a pas eu de frisson. La peau est chaude, la figure injectée. Pouls 140. Température 39°.

22. — A plusieurs reprises, hier soir, l'enfant s'est plaint, a crié, mais sans qu'on constatât aucun stade de fièvre intermittente. Ce matin, complétement apyrétique. Pouls 100, température 37°,4. Soir, pouls 112, température 37.

23. — La rate paraît avoir diminué (examen difficile par la résistance de l'enfant). Les limites inférieures de la rate n'ont pas changé,
mais elle est à six centimètres de l'ombilic, pas d'accès de fièvre.

24. — Aujourd'hui (examen plus facile) on retrouve la rate avec
les mêmes dimensions qu'à l'entrée. Ce qui a fait l'erreur hier, c'est
qu'il fallait déprimer fortement les parois abdominales, et qu'ainsi on
refoulait la rate.

25. — Pas d'accès. Appétit bon, soutenu.

Pouls 96, un peu de chaleur à la peau, arséniate de soude 0,01 centigramme dans trente grammes de vin blanc.

26. — Pouls 92.

28. — Pouls 90.

29. — Dans la ligne axillaire gauche on trouve la matité de la
rate au niveau de l'avant-dernière fausse côte. Le palper rendu difficile
par la résistance de l'enfant, ne laisse constater la rate que profondément. Bon appétit. La teinte caractéristique commence à s'effacer.

2 *novembre*. — La rate a beaucoup diminué de volume.

6 *novembre*. — Emmené par les parents.

OBSERVATION IV

Marchand Louis, trois ans, entré à l'hôpital Sainte-Eugénie (salle
Saint-Benjamin le 13 mai 1880).

Enfant souffreteux, ayant peu d'appétit. Depuis huit jours il aurait
eu la fièvre chaque jour vers midi jusqu'à quatre heures. Il tousse depuis
hier, et a vomi deux fois ses aliments. Céphalalgie pendant la semaine
dernière qui a disparu actuellement.

Pouls 120. — Respiration 32. — L'enfant paraît souffrir surtout
de la tête. Langue humide, blanche, un peu tremblotante.

Ventre ballonné, non douloureux sans gargouillement. Pas de
selles. Auscultation et percussion négatives. Température 39°,8.

14 *mai*. — L'enfant a très bien dormi, ce matin il est complétement apyrétique. Langue saburrale et pâteuse sans rougeur de la
pointe. Ventre plat, souple, indolore. Pas de selles depuis l'entrée.

La rate et le foie sont augmentés de volume. La rate dépasse de deux travers de doigt le rebord des fausses côtes. Prolongement doux à la base du cœur, et dans les vaisseaux du cou. Respiration trèspure.

Vomitif. Tartre stibié. Lavement ce soir, s'il n'y a pas eu de fièvre.

15 *mai*. — L'enfant a vomi assez copieusement, une senle selle en diarrhée. Il ne paraît pas qu'il y ait eu un accès, cependant hier soir il y a eu 38°,6 au lieu de 37, ce matin, (avec une différence de plus de 1° sur la température de la veille au soir 39°,8).

16 *mai*. — Hier soir vers deux heures, sans frisson, accès de fièvre. A cinq heures et demie la température s'est élevée à 40°,4 au lieu de 37°,6 le matin. L'accès s'est terminé sans transpiration. Ce matin apyrexie complète. La langue est un peu pâteuse. 0,30 cent. de quinine en deux prises.

17 *mai*. — Malgré la quinine l'accès a reparu encore plus fort qu'hier 40°8 ; le soir 0,30 cent. de quinine en deux prises.

18 *mai*. — La première dose de quinine prise hier matin à 10 heures a été gardée. A 12 heures la 2ᵉ dose à été prise et rendue presque immédiatement avec le déjeuner pris à 10 heures.

Dans la soirée ou a trouvé l'enfant brûlant. Il aurait donc eu un nouvel accès ; ce qui rend la chose très probable, c'est qu'à la visite du soir sa peau était moite. La température était alors 37°,8. Aujourd'hui 0,30 cent. quinine en 2 prises. Ce matin apyrexie complète.

19 *mai*. — L'enfant a ressenti encore de la chaleur vers midi, on l'a trouvé en moiteur à la visite du soir. Température 36°,8. Trente centigrammes quinine en deux prises.

20 *mai*. — A aucun moment de la journée d'hier l'enfant n'a eu de chaleur. C'est la première fois qu'on l'a trouvé à la visite du soir sans moiteur. Arseniate soude 0,01 centig.

21 *mai*. — Id.

22 *mai*. — Id.

25 *mai*. — Les accès ne se sont pas reproduits. La rate a diminué de volume, elle ne dépasse plus que d'un centimètre environ le rebord des fausses côtes.

Sorti le 26 mai.

Observation V

Habert Victor, trois ans, né à Paris, entré le 18 septembre 1880 à l'hôpital Sainte-Eugénie salle Saint-Benjamin.

Cet enfant était entré une première fois dans les derniers jours d'août, sans renseignements précis. Il présentait un teint jaunâtre, et un aspect caractéristique d'impaludisme. Ses muqueuses étaient décolorées. Cependant la mère n'avait constaté aucun accès de fièvre. Ici on n'en a pas trouvé davantage. Du reste, aucun trouble fonctionnel bien déterminé, mais un état de langueur avec anorexie. La diarrhée constatée au moment de l'entrée a disparu. L'enfant est resté languissant, traité par le fer et le quinquina, pour anémie.

Ramené hier avec le même aspect cachectique, on constate chez lui l'existence d'une grosse rate qui en hauteur a 0,06 centimètres, et transversalement dépasse le rebord des fausses côtes de 0,03 à 4 centimètres, de sorte qu'on en sent facilement le rebord et qu'on peut la soulever. Aucun symptôme autre que l'habitude extérieure, peu d'appétit, rien aux bronches, ni à l'intestin, un peu de prolongement du premier bruit ; arseniate de soude et vin de quinquina comme traitement.

Le sang est examiné au microscope. Globules rouges un peu déformés, ayant la conformation normale. Nombreux leucocythes. La viscosité du sang ne semble pas avoir diminué car les globules sont empilés.

20. — Le pouls est à 140. La joue gauche est très colorée. Peau modérément chaude, un peu de gingivite ulcéreuse aux gencives inférieures avec engorgement ganglionaire. Rien ne peut expliquer ces 140 pulsations, ni la rougeur de la joue, si ce n'est l'ingestion de vin de quinquina le matin même. Chlorate de potasse, 4 grammes.

21. — L'excitation constatée hier matin n'existe pas. Peau fraîche. Pouls 108. Pas de rougeur des pommettes. La rate a notablement diminué de volume. On ne trouve plus de submatité que dans une étendue de 0,03 centimètres environ et le bord antérieur qui s'éten-

dait dans l'abdomen jusqu'au niveau de l'ombilic ne se trouve plus que très profondément dans l'hypochondre au-dessous de la dernière fausse côte. L'enfant a refusé de prendre son chlorate de potasse, mais l'ayant gardé dans la bouche, les ulcérations des gencives ont été améliorées.

22. — Pouls 112.

24. — Pouls 108.

25. — La rate a diminué, il faut pénétrer plus profondément dans l'hypochondre pour la rencontrer. Appétit bon.

26. — Pouls, le soir, 136.

28. — La rate a diminué de volume, on ne sent plus qu'une rénittence douteuse, la matité est au plus de 0,03 cent.

2 *octobre*. — Pouls, 108.

4. — Bien que le pouls reste toujours élevé (entre 90 et 108), l'enfant a repris de la mine. Il mange avec appétit. Son teint s'est amélioré. Il peut sortir à la condition de continuer l'arsenic.

Observation VI

Flagelle Appoline, 2 ans 1/2 (accès de fièvre intermittente, *cancer du rein*), entre à l'hôpital Sainte-Eugénie le 18 février 1880, salle Sainte-Mathilde.

Père et mère bien portants. La mère a eu quatre enfants dont deux sont morts n'étant pas à terme. Un troisième a succombé au croup ; celle-ci est née à 7 mois 1/2 de grossesse. Elle a été élevée d'abord au sein pendant six semaines, puis au biberon à la campagn jusqu'à l'âge de dix-sept mois. Puis elle est venue à Paris. Elle était très bien portante et n'avait jamais été malade. Envoyée à Rouen au mois de juin dernier, elle en revint au mois de décembre. Elle était très malade. La mère ne peut donner aucun renseignement sur le début de la maladie, ni dire si l'enfant a eu des fièvres intermittentes. L'enfant était très maigre, pâle. Le ventre était volumineux, elle vomissait continuellement ses aliments. Un ipéca administré par la mère arrêta ces vomissements. — Constipation habituelle. Elle a cessé de marcher depuis le début de la maladie. L'enfant avait de la fièvre tous les jours, commençant vers trois ou quatre heures de l'après-midi. On lui fit prendre du sulfate de quinine, la fièvre s'arrêta quelques jours pour reparaître de nouveau. L'enfant continua à maigrir, le ventre au contraire grossit toujours.

22 février. — L'amaigrissement fait des progrès rapides, le volume du ventre augmente toujours, veines sous-cutanées, développées considérablement. — Accès de fièvre quotidiens.

28 février. — Mort.

OBSERVATION VII

Soumane, Ernest, 3 ans, né à Paris, entré à Sainte-Eugénie, 30 avril 1880. Salle Saint-Benjamin.

Cet enfant n'a jamais été malade. Depuis trois semaines seulement il n'a plus d'appétit, a de la diarrhée et se plaint du ventre. Il a quelques épistaxis, et tousse, le matin surtout, avec expectoration abondante.

État actuel. — Pouls 112. Respiration 24.

Ses paupières supérieures sont boursouflées, ses téguments pâles, ses muqueuses décolorées. Il y a un léger bruit systolique à la base du cœur. Le foie est augmenté de volume, mais la rate surtout est énorme, sensible au palper et à la percussion. Rien aux poumons. Langue humide. Pas de diarrhée.

1er mai. — Potion tonique. Fer. Vin de quinquina.

5. — Le fond du teint est moins cireux, les gencives sont un peu colorées, la muqueuse oculaire reste pâle, la langue est un peu plus rose, les épistaxis ne se sont pas reproduits, la diarrhée a cessé, et le malade est moins faible. Même traitement.

8. — Léger épistaxis.

18. — La coloration des tissus n'a pas fait de progrès. L'enfant était bien portant, mais il a vomi. Pouls 130. L'examen de l'abdomen

Tanteteau

permet de constater que le foie et la rate ont peut-être diminué un peu de volume, régime lacté, diète.

19. — Rien de nouveau dans la journée d'hier. Mieux accusé le soir. Pouls 110. Ce matin, l'enfant a encore vomi son lait. Son pouls est fréquent. Il n'accuse aucune douleur. Le ventre n'est pas sensible à la pression. Lait coupé avec de l'eau de Vichy.

20. — Les vomissements se sont encore reproduits ce matin. Amélioration marquée dans la soirée d'hier. La peau est chaude, la pâleur du teint, et la décoloration des muqueuses ont reparu aussi intenses qu'au début.

21. — Nouveaux vomissements le matin; il est vrai que le lait a été anministré sans eau de Vichy. Pouls fréquent, petit malade affaissé, sulf. de quinine.

22. — Vomissements légers, la température oscille toujours entre 38 et 39. Sulf. quinine.

23. — L'enfant n'a pas vomi, le pouls est encore fréquent, il est plus plein, sulf. quinine.

24. — Pas de vomissements, la quinine est supprimée.

26. — L'enfant est emmené par ses parents.

CONCLUSIONS.

Nos conclusions seront très simples ; elles se borneront à rassembler ici les principales idées émises durant le cours de ce travail. Ainsi nous dirons :

Que la fièvre intermittente chez l'enfant est une affection fréquente, plus fréquente qu'on ne le croit généralement.

Que ses symptômes sont loin d'être toujours caractéristiques, et qu'un seul parmi eux, la mégalosplénie, a une valeur incontestable pour le diagnostic.

Nous ajouterons que certaines affections notamment les affections des voies respiratoires paraissent survenir assez facilement chez les enfants atteints d'impaludisme, et que cette intoxication assombrit le pronostic dans une certaine mesure.

Et qu'enfin le traitement arsénical donne des résultats qui permettent de le comparer, sinon même de le préférer, à la médication par les sels de quinine.

Imprimerie A. DERENNE, Mayenne. — Paris, boulevard Saint-Michel, 52.